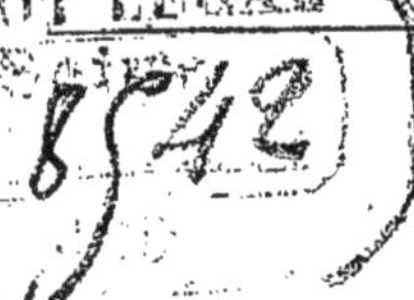

AUX GENS DU MONDE

EXPOSÉ

DU NOUVEAU PROCÉDÉ MÉDICAL

DE

MULTIPUNCTURE

APPELÉ

STYLOPATHIE

APPLIQUÉ A LA CUÉRISON

DES MALADIES AIGUES ET CHRONIQUES

TELLES QUE

Goutte, Rhumatisme, Névralgies, Paralysie,
Maladies des Femmes, Affections de la Poitrine, du Foie, des Yeux,
de l'Estomac, etc.

PAR J. BAUDOUIN

Inventeur breveté (s. g. d. g.) du DÉRIVATEUR, et fondadeur,
en France, du premier cabinet stylopathique.

PRIX : 1 FRANC

PARIS

CHEZ L'AUTEUR, BOULEVARD DE SÉBASTOPOL, 77

1860

EXPOSÉ DU NOUVEAU PROCÉDÉ MÉDICAL

DE

MULTIPUNCTURE

APPELÉ

STYLOPATHIE

APPLIQUÉ

A LA GUÉRISON DES MALADIES AIGUES ET CHRONIQUES

De l'origine de la Méthode

Le procédé thérapeutique de *multipuncture* n'est point une invention française. Cette méthode, que les Allemands (qui ont commencé à la pratiquer il y a environ vingt ans) ont appelé *abduction*, et à laquelle nous, Français, avons donné la dénomination, sinon absolument satisfaisante, du moins moins déplaisante, de *stylopathie*, est, de même que l'*homœopathie* et l'*hydrothérapie*, une importation *allemande*. Aussi lui avons-nous donné la qualification de méthode *allemande*.

On se tromperait néanmoins si l'on voyait dans cette qualification autre chose qu'un titre d'*antériorité*. Les Allemands eux-mêmes sont plusieurs à se disputer l'origine de la *Stylopathie*, laquelle a déjà cela d'honorablement commun avec quelques-unes des plus excellentes découvertes. Ce qu'il y a de parfaitement certain, après toutes informations prises, c'est que le procédé thérapeutique de *multipuncture* est d'origine *orientale*, et, on peut le dire aussi (tout en laissant tranquilles les *Chaldéens* et les *Égyptiens*) d'origine *antique*.

D'abord, voyons sur quel principe repose cette méthode,

Déplacer une irritation ou inflammation *interne* en produisant une autre irritation ou inflammation *externe*; attirer la première par la seconde jusqu'à ce que les deux n'en fassent plus qu'une, incapable désormais de ravager l'organisme, et pouvant dès lors être considérée comme évincée, voilà, certes, une idée thérapeutique qui ne date pas d'hier. On peut dire que ce principe de médication est vieux comme la médecine elle-même.

Eh bien, il n'y a pas à subtiliser, là est la base de la méthode aujourd'hui annoncée en France sous le nom de *Stylopathie*, et c'est justement ce qui fait sa force. Appuyée sur un pareil principe, positif entre tous, elle peut, on en conviendra, défier toute espèce de critique.

Mais une chose est *nouvelle* pour nous dans l'application de ce principe, et véritablement *exotique;* c'est *la manière de procéder*. Cette manière est la *multipuncture* ou *piqûre multipliée* appliquée à la peau.

S'il faut en croire les relations de certains voyageurs (et nous parlons de relations *sérieuses*), c'est en Asie qu'on doit chercher l'origine de ce procédé médical de *dérivation*, et il s'y serait pratiqué de temps immémorial. On sait aussi pertinemment que les *Arabes* emploient, dans le même but, jusqu'à des *ronces* et des *orties*, instruments qui ne pêchent point par le manque d'énergie, mais qui n'en sont pas moins une application du même principe. On aurait tort, du reste, de dédaigner les Arabes en cette matière; chacun sait [que ces peuples ont, pendant une grande partie du moyen-âge, été les seuls dépositaires de la science médicale antique.

Maintenant, que ce procédé thérapeutique, avant de venir jusqu'à nous, ait passé par l'Allemagne, interposée entre nous et la Turquie (autant dire entre nous et l'Orient), il n'y a rien là que de très explicable, et c'est ainsi, nous le répétons, que s'est faite ici l'importation de cette méthode, dont nous, le premier en France, avons (par un simple sentiment de redevance *personnelle* autant que par conviction) songé sérieusement à nous faire — non pas *l'inventeur* — mais le *propagateur*.

Du phénomène principal de la maladie en général.

Répartition vicieuse et anarchique de la chaleur vitale dans l'organisme, où tout doit concourir au même but, en vertu d'une loi de solidarité si admirablement exécutée, telle est toujours, chez un homme né sain, le phénomène principal de la maladie. De là ce qu'on appelle *inflammation*, c'est-à-dire afflux et accumulation de la chaleur propre à l'individu sur un organe au détriment des autres, puis gonflement qui aura bientôt pour contre-coup, et en proportion de l'importance de son siége, des obstructions et des stagnations dans la circulation du sang, dans la transmission des fluides nerveux et dans le fonctionnement des sécrétions.

Ce qu'une cause physique si simple peut, lorsqu'elle est répétée ou prolongée, entraîner de discordances et de ravages dans l'appareil si compliqué de l'organisme humain est facile à comprendre. Aussi se traduit-elle bientôt, selon la place qu'elle occupe, ou par la perte du goût, ou par celle du sommeil, ou par le trouble dans les voies respiratoires, ou par celui des fonctions digestives.

Que cet état se prolonge, et ces divers symptômes pourront successivement se réunir, se compliquant encore les uns par les autres, et rendant de plus en plus difficiles à démêler le point de départ de toutes ces perturbations.

Quelquefois les rejaillissements de *l'inflammation* ont moins de portée lointaine et se renferment dans la circonscription d'un seul organe, et alors, selon que la congestion a été plus ou moins violente, il peut y avoir *induration*, *ulcération*, *hypertrophie*, etc., etc.

Quant à la cause première qui a déterminé la congestion dont l'*inflammation* n'est elle-même que l'effet, elle peut être ou *morale* ou *physique*.

Dans le premier de ces cas, ce sont les organes essentiels qui sont d'abord intéressés. Dans le second, auquel se rattachent une infinité d'influences, comme l'abus des stimulants dans le boire et le manger, le trop, et, plus souvent, le trop peu d'exercice, le froid, le chaud, les violences, les émanations, etc., etc., il n'est point, dans toute l'économie, de partie qui, selon la nature de ces influences, ne puisse être attaquée.

Mais quelle que soit la cause *efficiente* de l'affection, il est, nous le répétons, un phénomène pathologique qui domine tous les autres; et ce phénomène est l'afflux anormal, sur un point quelconque de l'organisme, des fluides et du calorique vital qui leur est propre, y déterminant ce qu'on appelle l'*inflammation*.

De l'Objet particulier de la Méthode

L'*inflammation* étant reconnue comme base générale des affections, on peut donc dire que la médication qui se préoccupe avant tout d'atteindre cet élément de désordre, en *excitant* les organes appauvris de leur calorique vital à le reconquérir, dans les proportions pré-établies, sur celui de leurs semblables qui tend à l'accaparer, a plus de chances qu'aucune autre de triompher de la maladie. Tel est aussi l'objet immédiat de notre procédé.— Déplacer une irritation ou inflammation *interne*, permanente et dangereuse, en produisant une autre inflammation *externe*, aussi éphémère qu'innocente; attirer la première par la seconde, comme on attire le feu par le feu, de manière à ce que les organes intermédiaires se revivifient progressivement dans l'élément dont ils avaient été dépossédés et arrivent ainsi à reconstituer l'harmonie du fonctionnement général ; voilà, en somme, tout le système.

Maintenant, si les préjugés qui s'attachent au pouvoir de la thérapeutique médicamenteuse faisaient soupçonner l'opération de *multipuncture* d'insuffisance pour obtenir, à elle seule, de pareils résultats, que l'on veuille bien réfléchir à l'extrême sensibilité des tissus sous-cutanés, c'est-à-dire du derme, dont la moindre irritation a son contre-coup si rapide dans les centres nerveux, et qu'on évalue ce qu'une opération semblable, si tolérable et inoffensive qu'elle soit, peut, lorsqu'elle est répétée à l'infini et que le corps en est pour ainsi dire enveloppé, rétablir, de la circonférence au centre et réciproquement, de courants interceptés dans la circulation des fluides de l'économie. Or, rappeler le mouvement dans ces fluides, c'est y rappeler la chaleur, chaleur qui, s'accroissant en raison de l'expansion de ce même mouvement, doit finir, en vertu de sa loi d'équilibre, par absorber le trop plein de celle qui s'est abusivement accumulée et retranchée dans une partie quelconque de l'organisme.— Mais, dira-t-on, les révulsifs ou dérivatifs externes ne manquent point en médecine. C'est ce dont nous sommes loin de disconvenir. Nous dirons même qu'il n'est guère de personne qui ne puisse faire une assez longue liste, en énumérant ces agents thérapeutiques en tête desquels figurent les *vésicatoires*, les *cautères*, les *moxas*, les *sétons*, les *frictions rubéfiantes*, etc., etc. Seulement, si chacun connaît ces nombreux moyens de dérivation externe, chacun aussi sait que leur mise en pratique, quand elle n'est pas absolument effrayante, est aussi douloureuse qu'incommode et même répugnante. On ne saurait d'ailleurs trop se garer contre les réactions auxquelles donne si souvent prise la violence de ces divers moyens, dont le moindre inconvénient est encore dans les traces indélébiles qu'ils laissent sur l'épiderme.

Il n'en est point ainsi de la dérivation par *multipuncture;* et l'on peut dire hardiment qu'elle renferme, à elle seule, toutes les qualités qu'on a pu constater séparément dans chacun des révulsifs déjà connus, tout en étant exempte des inconvénients plus ou moins graves qu'ils présentent toujours en même temps. Ainsi son action se fait sentir *immédiatement ;* elle est *profonde* et elle est *continue;* et, quant à la mise en pratique du procédé, elle est aussi *commode* et *simple* qu'*indolore*, ne laissant d'ailleurs, au bout de quelques jours, aucune trace de son passage sur la peau. Mais il est un autre point qui caractérise tout particulièrement la *multipuncture*, et qui contribue encore davantage à en faire un agent incomparablement supérieur; c'est son action irrésistiblement *stimulante*, action qu'on peut, avec tant de facilité, étendre et *généraliser* à l'infini, et qui donne ainsi lieu à l'intervention d'un aide aussi puissant que rationnel, c'est-à-dire à celle du système *entier* des fluides, lequel, généralement et simultanément provoqué, concourt bientôt lui-même, par l'ensemble de ses répercussions, à ramener les conditions de sa première et grande loi d'*activité*.

La nature, a-t-on dit, est *médicatrice;* et jamais on n'a dit plus vrai, surtout en ce qui concerne le genre d'aide que nous venons de signaler et qui est l'objet immédiat de ce qu'on a appelé, en médecine, l'exercice *passif*. Or, cet exercice, dans lequel la volonté individuelle fait place aux tendances logiques et bienfaitantes de l'organisme en général, et qu'on administre ordinairement aux malades sous l'unique forme de locomotion, cet exercice passif, disons-nous, est loin d'avoir été jusqu'ici suffisamment apprécié et étudié. Mais là, comme ailleurs, les faits devaient précéder la théorie; et aujourd'hui que les résultats indéniables de la *multipuncture* ont parlé et que chacun peut en apprécier la portée profonde et variée, leur explication ne demandera pas de grands efforts.

Il ne nous faut pas d'ailleurs aller bien loin pour la chercher, cette explication ; c'est à l'instrument même qui est propre à la méthode, au *Dérivateur*, que nous allons la demander.

Cet instrument, comme nous le dirons ultérieurement et avec détail, est muni de trente pointes d'aiguilles, qui sont destinées à opérer, sur la peau du malade, des ponctions composées chacune de trente piqûres simultanées. Or, ces *trente* piqûres simultanées sont moins douloureuses que ne le serait *une seule*. Pourquoi?

Parce que, dans le fait de ces trente piqûres simultanées sur une surface nécessairement plus large que celle qui serait intéressée par l'action d'une seule aiguille, il y a expansion et diffusion de la sensibilité propre à l'individu. Or, que signifie cette faculté d'expansion et de diffusion dans la sensation, sinon une propriété de répartition et d'équilibre ? Eh bien, c'est cette faculté qui, généralement et nombreusement exploitée sur les centres nerveux, ira provoquer la dissémination ou, si l'on veut, la résolution de l'exaltation sensitive, c'est-à-dire de la douleur, jusqu'au fond de l'organisme. C'est l'exercice de cette faculté enfin qui, à force de disperser et de neutraliser ainsi des *effets* douloureux, arrivera par suite, et toutes les fois qu'il n'y aura pas eu viciation ou désorganisation essentielle invétérée, à faire disparaître jusqu'à la *cause* elle-même qui les aura produits.

Ceci exposé, et le principe thérapeutique de la *dérivation externe* pouvant désormais être appliqué dans les conditions sur lesquelles nous venons d'insister, on conçoit (en voulant bien se reporter à ce que nous avons exposé dans le chapitre précédent au sujet du *phénomène principal de la maladie en général*), que la *multipuncture* soit d'urgence, non seulement dans les cas où l'on a employé jusqu'à ce jour les révulsifs ordinaires, mais encore pour une foule d'autres affections où l'on essayait de suppléer à l'insuffisance de ces mêmes révulsifs par les médications internes, c'est-à-dire par les médicaments.

Nous ne dirons pas tout ce que nous pensons de la plupart des médicaments dont l'effet, lorsqu'il atteint son but en enlevant le mal recherché, en laisse si souvent un pire à la place, n'ajoutant, lorsqu'il est insuffisant, que des complications aux maladies déjà bien assez compliquées. Le corps humain, il faut pourtant en convenir, n'est point une cornue, ou plutôt un *creuset* de chimiste où l'on puisse impunément jeter tous les mélanges possibles. Mais on nous accuserait, si nous nous laissions aller sur ce chapitre, d'être un peu trop juge et partie dans notre propre cause ; aussi voulons-nous nous borner, à propos des médicaments, à rappeler ce qu'un des plus illustres et des plus éminents praticiens de la science médicale actuelle, le très honorable docteur Isidore BOURDON, a dit de l'une des drogues les plus accréditées qui furent jamais :

« *J'ai vu bâtir à Paris de magnifiques hôtels avec les produits de...* (ici le nom du médicament, que nous ne citerons point, pour ne troubler la digestion de personne) ; *mais le prix même de ces petits palais n'aurait pu payer un cimetière assez vaste pour donner la sépulture à tous les malheureux que cette drogue célèbre a fait périr.* »

Après cette citation, nous demanderons si l'on ne peut pas avancer, en manière de corollaire, que le corps humain a encore *en lui-même* les plus efficaces ressources matérielles pour corriger les perturbations que des causes *anormales* peuvent seules apporter dans son économie, perturbations que des éléments tout aussi *anormaux* risqueront, conséquemment, toujours de compliquer davantage.

Aider à l'organisme, en y ramenant le mouvement à ses conditions premières d'équilibre et d'harmonie, voilà le plus souvent, et en dehors de toutes combinaisons chimiques, le vrai but à poursuivre.

Le *mouvement* est le phénomène immédiat de la vie ; il

est aussi, pour remédier aux altérations si nombreuses de celle-ci, la meilleure de toutes les panacées.

Des effets de la méthode et des maladies auxquelles elle s'adresse tout particulièrement.

Les effets de la *multipuncture* dans une foule d'affections à l'état *aigu* sont ordinairement d'une rapidité singulière; et quand il ne s'agit que de cas légers, comme *maux de tête et d'estomac, maux de dents, maux de gorge, toux, coliques*, etc., la souffrance est, on peut le dire, *enlevée avec la main.*

Les choses ne vont pas aussi vite, on le conçoit, lorsqu'il faut s'attaquer à des affections graves ou chroniques. Il y a là, dès lors, un *traitement* à suivre. Mais chaque application du *Dérivateur* n'en amènera pas moins, et immédiatement, un soulagement notable qui se renouvellera avec des améliorations de plus en plus marquées jusqu'à la guérison. C'est ce que nous avons eu le bonheur de constater dans des cas de *goutte*, de *paralysie*, de *névralgie*, de *phthisie* (à la première période), de *bronchite*, de *pleurésie*, de *sciatique*, de *rhumatisme*, et aussi dans beaucoup d'affections particulières aux femmes.

Certains maux d'yeux, entre autres les *ophthalmies*, doivent être signalés comme ayant été traités par le même procédé avec de grands succès.

Citons aussi les *maladies du foie* et les *fièvres intermittentes* comme affections ressortant tout particulièrement du domaine de la *Stylopathie*.

Il est d'autres cures très étonnantes dont la même méthode, en Allemagne, serait sortie avec beaucoup d'honneur. Mais, n'en ayant pas été personnellement témoin, nous ne prendrons pas sur nous de les affirmer. Il nous est même impossible de croire à l'action de la *stylopathie* sur certaines maladies *vénériennes* comme la *syphilis*. Nous en dirons autant de plusieurs maladies *héréditaires*, surtout quand il s'agit de *cancers*, *scrofules*, etc. Notre opinion est encore la même au sujet des maladies dites *contagieuses*, comme la *rougeole*, la *petite vérole*, la *scarlatine*, et aussi en ce qui concerne les *maladies de la peau*. Dans ce dernier cas, par exemple, il n'est personne qui ne comprenne, nous ne dirons pas l'inopportunité, mais le danger du procédé.

Néanmoins et malgré ce que nous venons de dire, nous devons ajouter que nous nous croyons loin de connaître personnellement tout le champ d'action de la *Stylopathie*. L'importation de cette méthode de *dérivation externe* est d'ailleurs trop nouvelle encore, même en Allemagne, pour qu'on en puisse connaître à fond toutes les ressources. Il faut dire aussi qu'elle a dû, dans le pays que nous venons de citer, lutter pendant des années avant de passer aux mains des plus savants praticiens. Il en sera probablement de même en France, où ce système a surtout besoin d'être garé contre les *ingénuités* de gens qui déjà n'ont rien eu de plus pressé que de l'*inventer*. Mais là encore, le temps et le bon sens public feront leur œuvre, à la coopération de laquelle ne manquera point, nous en sommes certain (*vu les preuves que déjà nous en possédons*), l'initiative intelligente et dévouée des hommes de la science.

Du Dérivateur.

Inventer un instrument plus ou moins bien approprié aux applications de la *multipuncture*, tel est, en fait d'apport à la méthode que nous propageons, ce que les Allemands peuvent le plus légitimement revendiquer. Les Allemands ont donc eu, les premiers, l'idée de combiner un instrument *scientifique*. Seulement, on est obligé de convenir, en voyant cet instrument, qu'il ne mérite pas l'épithète que nous venons de souligner. Le fait est que, très généralement, on y reconnaît plutôt les qualités essentielles d'un engin belliqueux.

Nous ne nous étendrons point sur des comparaisons, avec cet instrument, de celui que nous avons imaginé, un parallèle ainsi fait par nous-même ne pouvant qu'avoir assez mauvaise grâce. Il suffit d'avoir vu les deux instruments pour savoir, à ce sujet, à quoi s'en tenir; et d'ailleurs, il était assez naturel que le nôtre fût plus parfait, puisque nous pouvions nous aider de ce qu'avaient fait, en cela, nos devanciers d'outre Rhin.

Notre instrument donc, que nous avons appelé *Dérivateur*, se compose d'un corps cylindrique creux, en bois d'ébène, de l'orifice duquel on peut, à l'aide d'un mécanisme inverse de celui de l'instrument allemand, faire saillir et rentrer, avec autant de facilité que de rapidité, un disque métallique muni de trente pointes d'aiguilles extrêmement fines et disposées sur un même plan. La saillie de ces pointes d'aiguilles a été établie sur trois mesures différentes et *fixes* qui sont applicables à volonté, selon qu'il s'agit d'opérer sur des parties osseuses ou sur celles où l'épiderme a plus ou moins d'épaisseur. La première de ces mesures, à laquelle nous avons donné le nom de *petite portée*, et qui comporte une saillie d'aiguilles à peine perceptible, s'obtient en abaissant simplement le bouton compressible de l'instrument sur l'anneau mobile placé plus bas. La seconde mesure ou *portée moyenne* s'obtient en retirant l'anneau mobile que nous venons de signaler et que nous avons nommé *modérateur*, ce qui se fait après avoir dévissé le bouton. Enfin on réalise la troisième mesure ou *portée majeure* en ajoutant aux conditions de la précédente un tour de retrait du bouton vissé, de façon à ce que la face du disque où sont implantées les pointes d'aiguilles affleure l'orifice de l'instrument.

De ces trois mesures, la portée *moyenne* est celle qu'on emploie le plus généralement. La portée *majeure* concerne les parties où la peau atteint une grande épaisseur, comme par exemple le ventre. La *petite* portée s'adresse aux parties délicates, comme le derrière des oreilles; on s'en sert aussi pour les enfants. Ces différentes portées, du reste, doivent toujours être indiquées dans les prescriptions *stylopathiques*.

De la manière de se servir du Dérivateur.

Le maniement du *Dérivateur* est si simple et si facile qu'on peut le dire à la portée du premier venu, même d'un enfant.

Pour appliquer cet instrument, on le tient, de la main gauche, l'orifice fixé sur l'endroit que l'on veut ponctionner; puis, de la main droite, en frappant un coup sec et *rapide*, on enfonce le bouton en ayant soin de le laisser remonter *aussitôt*. On continue de faire ainsi autant de fois qu'on veut opérer de ponctions, en les rapprochant les unes des autres autant que posible.

Si l'on opère sur des parties douloureuses, auxquelles le moindre contre-coup pourrait être trop sensible, on peut se contenter de comprimer le bouton du *Dérivateur* seulement avec le bout de l'index, en observant toujours les mêmes conditions de *rapidité*. On évite ainsi toute espèce de choc.

Cette opération, pour peu qu'on la pousse seulement à une centaine de ponctions, a bientôt, comme il est facile de le calculer, porté le nombre des piqûres à *plusieurs milliers*, qui doivent aussitôt et dans la même proportion stimuler et rappeler vers la peau le cours obstrué des sécrétions. Ce phénomène s'annonce ordinairement au bout d'une ou deux minutes par les *papules* qui se manifestent sur chaque piqûre.

Les ponctions une fois faites (et la plus nombreuse application n'exige pas plus d'une minute), il faut immédiatement, et pour la plupart des affections, *onctionner* les surfaces ponctionnées au moyen de l'huile spéciale dont un échantillon (que nous *donnons*) accompagne chacun de nos instruments. Cette onction, dont le but est de maintenir et prolonger autant que possible l'effet des ponctions, se fait à l'aide de la brosse placée dans la boîte de l'instrument. Après avoir versé dans le godet qui s'y trouve également quelques gouttes (suffisantes pour la plus large application) de l'huile que nous venons de mentionner, on en imprègne la brosse avec laquelle on frictionne *vivement* l'emplacement des ponctions, que l'on devra essuyer au bout de quelques minutes.

Il est, comme nous venons de le faire pressentir, des cas où la ponction *sèche*, c'est-à-dire sans intervention de l'huile, est préférable; mais alors, on doit la répéter beaucoup plus souvent, par exemple deux fois par jour, le matin et le soir.

De l'Indolorité de l'Application du Dérivateur.

La sensation produite par l'application du *Dérivateur* ressemble, à s'y méprendre, à celle qui résulte d'un *léger* coup de brosse appliqué sur la peau. Il n'y a pas de femme, si nerveuse et impressionnable qu'elle soit, qui ne se récrie, après épreuve faite, sur ce qu'elle a pu, de prime abord, attribuer d'offensif à ce genre d'*opération* (s'il est permis d'employer ici un tel mot), et qui ne finisse par la traiter d'*enfantillage*. Nous en connaissons même qui y prennent *goût*, comme il arrive souvent pour certains stimulants, et nous croirions inutile d'en parler si nous ne savions nous mettre à la place d'une personne à qui l'on décrit un instrument *armé de trente pointes d'aiguilles*, et qui peut se figurer, d'après la sensation que produit *une* piqûre d'aiguille, que celle causée par *trente* est trente fois plus considérable. Heureusement, c'est le contraire qui a lieu, et, comme nous l'avons expliqué plus haut, ces *trente* piqûres simultanées (devant d'ailleurs être faites avec autant de rapidité que possible et n'amenant pas d'émission de sang), sont beaucoup moins douloureuses à elles toutes que ne le serait *une seule*.

L'*innocuité* du procédé n'est pas moins rassurante. Il y a longtemps d'ailleurs que le célèbre chirurgien Béclard a constaté comme absolument dépourvue de conséquences fâcheuses, la piqûre des veines et des nerfs. Or, la peau étant beaucoup plus épaisse qu'on ne se le figure généralement, et l'application du *Dérivateur ne pouvant* jamais intéresser qu'elle, il n'y a donc encore à se faire aucune appréhension de ce côté.

Que l'on compare à ce que nous venons d'exposer les dangers, souffrances, pansements et autres embarras répugnants qui résultent de l'emploi des révulsifs ordinaires (en mettant même hors de cause les *moxas, sétons, cautères*, etc.), et l'on pourra soi-même établir la conséquence.

Du nombre de ponctions à appliquer au malade selon la nature de la maladie dont il est affecté, et des endroits du corps où ces ponctions doivent se faire.

Le nombre de ponctions qu'il faut appliquer au malade varie bien plus en raison de l'âge et de la constitution du malade et de l'intensité de son affection, qu'en raison de la maladie même dont il souffre, et c'est facile à expliquer.

Étant donnée la règle que toutes les maladies dont le traitement est du ressort de la Stylopathie ont pour cause première soit une inflammation intérieure, ayant déterminé un arrêt dans la circulation des humeurs, et par suite une stagnation d'humeurs altérées dans certains organes, soit l'altération générale des humeurs par une infection ancienne et négligée, ou par l'abus des médicaments drastiques ou métalliques, il est évident qu'il importe peu de donner un nom à ces affections. Ce qui importe avant tout, c'est d'ouvrir aux humeurs malsaines une issue vers la peau, de rétablir la circulation du sang et la chaleur vitale dans les parties du corps où il y a stagnation et refroidissement, et de soulager ainsi du même coup l'organisation entière, parce qu'il n'y a jamais de froid aux extrémités sans qu'il y ait trop grande chaleur dans d'autres parties du corps, surtout à la tête; et, pour opérer tout cela, la Stylopathie n'emploie qu'un seul et même moyen : les ponctions multiples à l'aide du *Dérivateur*.

D'un autre côté, il a été posé en principe par nos devanciers, et reconnu depuis, que, sauf certaines affections locales dont nous allons parler tout à l'heure, les ponctions doivent se faire constamment sur les centres nerveux, c'est-à-dire sur le dos, le long et de chaque côté de l'épine dorsale (mais non pas *dessus*, et l'on comprend pourquoi), dans un cercle oval, partant de la base du cou et renfermant toute la région du dos et la chute des reins; sur le ventre, dans un cercle commençant au creux de l'estomac et s'étendant jusqu'au nombril; puis enfin sur les mollets. A l'ensemble de ces ponctions, nous avons donné le nom de ponction *générale*.

Si le cerveau est le siége principal de la vie, de la conscience et de la volonté, la moelle épinière, renfermée dans l'épine dorsale, est le conducteur électrique qui transmet la volonté du cerveau aux extrémités. Aussi les ponctions le long de la colonne vertébrale sont-elles l'opération principale de la Stylopathie ; les autres ne sont que secondaires, et vont rarement seules. La goutte se retire des pieds, la paralysie, suite du rhumatisme, abandonne les bras et les jambes, et les ophthalmies disparaissent des yeux sous l'influence des ponctions faites le long de la colonne vertébrale.

Le nombre des ponctions est ordinairement :

de 100 à 150 sur le dos,
de 30 à 50 à la chute des reins,
de 40 à 50 sur le ventre, et
de 6 à 15 sur chaque mollet.

Toutes ces ponctions doivent se faire à portée *moyenne*, à l'exception de celles sur le ventre, où l'on peut employer la plus longue portée.

Toutes doivent être onctionnées.

Dans certaines affections locales, telles que les névralgies de la tête et des dents, une ponction ou deux derrière chaque oreille (à *petite portée* et onctionnées), enlèvent le mal presqu'instantanément ; enfin, dans les affections de poitrine, les pleurésies, les fièvres intermittentes, 30 à 50 ponctions sur la poitrine (à *moyenne portée* et onctionnées), sont parfaitement indiquées et doivent accompagner les ponctions dites *générales*.

Quant à la portée des ponctions, il va sans dire qu'il y a lieu de la modifier lorsqu'il s'agit de femmes ou d'enfants ayant la peau très fine.

Voici, du reste, l'indication du nombre de ponctions à employer dans certaines maladies.

Goutte, Rhumatismes, Sciatique.

Il peut paraître téméraire de préconiser la *stylopathie* non-seulement pour soulager, mais encore pour guérir des affections que des sommités de l'art médical ont, plus d'une fois, déclarées incurables. Mais, si l'on veut bien y regarder de plus près, il est facile de se convaincre que les raisons mêmes que la science a données jusqu'ici pour déclarer ces maladies incurables, viennent rendre probables l'excellence et la supériorité de notre nouvelle méthode thérapeutique.

Nous ne nous livrerons pas ici à une dissertation sur les causes de la goutte et des rhumatismes, ni sur les symptômes qui caractérisent ces deux maladies qui se ressemblent en tant de points, nous nous bornerons à constater ici, qu'en dernière analyse, la diathèse goutteuse est attribuée à une altération de toute l'économie par une surcharge de sucs nourriciers.

Le sang puise dans les aliments trop succulents, trop azotés, un excès d'urée ou d'acide urique, et si les reins, qui ont pour fonctions de recueillir et d'éliminer l'urée ou l'acide urique provenant de la décomposition des tissus et aussi des aliments introduits dans l'économie, si les reins, disons-nous, sont insuffisants pour cette élimination, l'acide urique en excès donne lieu à la gravelle et à la diathèse goutteuse. La fatigue et le travail activent la circulation, la respiration, et secondairement la proportion de l'urée dans l'urine. Ainsi s'explique la rareté de la goutte dans la classe pauvre, habituée aussi à des excès d'aliments, mais en même temps à des travaux pénibles et peu interrompus.

Il suit de là, que les conseils donnés par la science médicale, pour combattre la diathèse goutteuse, tendent invariablement à prévenir la réplétion gastrique en diminuant la quantité des aliments azotés et des boissons alcooliques; ensuite, à entretenir la liberté du ventre et à activer les sécrétions urinaires et cutanées ; enfin, à prescrire un exercice journalier et une vie *active*.

Mais il est facile de comprendre que ces conseils sont de peu de portée, quand il s'agit de soulager ceux que la goutte a perclus et qui ne peuvent plus se livrer à d'autre exercice que de se traîner à l'aide de béquilles ; comme il n'est pas moins facile de voir que les ponctions, telles que nous en avons décrit les effets, sont bien le plus puissant moyen de susciter une activité d'excrétions d'où résultera, de prime abord, une modification importante dans l'état du malade, puis, en le faisant logiquement passer par l'exercice *passif*, de le ramener finalement aux possibilités de la vie *active*.

Il en est de même pour les rhumatismes et les névralgies.

Il y a longtemps que les hommes les plus éminents dans la science médicale ont proclamé que, dans ces affections, qui paraissent avoir pour cause le froid humide, c'est surtout aux stimulants *externes* qu'il faut avoir recours et qu'on n'obtient réellement de succès notable que par les moyens qui causent une *irritation à la peau*.

C'est pourquoi nous conseillons dans ces diverses affections les ponctions suivantes : 100 à 150 ponctions rapprochées l'une de l'autre, tout le long et aux deux côtés de l'épine dorsale. Ces ponctions doivent partir de la colonne vertébrale au commencement du cou, et s'étendre dans un cercle oval sur toute la région du dos.

40 à 50 ponctions sur la superficie de l'estomac et du ventre, en commençant au creux de l'estomac et continuant dans un cercle jusqu'au nombril.

4 à 5 ponctions sous la jointure supérieure du bras gauche dans l'aisselle, et autant dans l'aisselle droite.

20 à 30 ponctions sur la superficie des deux hanches et autant au bas des reins.

6 à 10 ponctions sur chaque mollet.

Du régime à suivre pendant les périodes de dérivation.

Les prescriptions hygiéniques à suivre pendant le traitement de *dérivation* sont excessivement simples et n'empêchent que très rarement le cours des occupations ordinaires.

La *dérivation* dite *générale*, pour une affection qui n'a pas cédé à la première opération, doit être répétée *de neuf jours en neuf jours*, jusqu'à complète disparition, disparition qui, pour les maladies à l'état *aigu*, les *maux de tête* et *d'estomac*, les *constipations*, *maux* de *gorge*, *toux*, etc., etc., a lieu ordinairement après une seule application de l'instrument.

Les trois points principaux à observer pendant la période de *dérivation* sont :

1° La sobriété ;

2° La précaution contre les refroidissements provenant de courants d'air ou d'humidité ou de tous autres contacts ;

3° La précaution aussi contre les commotions morales.

Ainsi il est bon, pendant les trois premiers jours qui suivent une application du *Dérivateur*, de ne faire sa toilette qu'avec de l'eau tiède et de garder la chambre lorsque cette application a eu lieu en hiver ou en temps brumeux et humide.

Il faut aussi changer de linge dès que la transpiration (qui est ordinairement très active) l'aura mouillé et mettre, autant que possible, un gilet ou une camisole de flanelle, non sur la peau mais par-dessus la chemise.

On se gardera en même temps de tout traitement pharmaceutique.

L'application du *Dérivateur*, surtout quand il s'agira

d'application *générale*, devra, autant que possible, être faite après accomplissement de la digestion.

Il arrive tous les jours que des personnes qui possèdent notre instrument nous demandent si elles ne pourraient pas, sans inconvénient, *prêter* leur *Dérivateur*.

Nous croyons donc nécessaire de dire ici que le même *Dérivateur* peut, sans inconvénients, servir aux diverses personnes, grandes ou petites qui composent une famille et entre lesquelles il y a proche et *saine* parenté; et c'est ce qui fait de cet instrument, vu les cas si nombreux auxquels il est applicable (soit qu'il s'agisse d'une affection grave ou qu'on veuille seulement faire disparaître aussitôt une simple indisposition), un des objets à la fois les plus urgemment utiles et les plus *économiques* qu'une famille puisse posséder.

Mais, dans les circonstances autres que celle que nous venons de préciser, nous conseillerons toujours une grande réserve dans le prêt d'un *Dérivateur*, certaines maladies étant de leur nature parfaitement transmissibles, et peu de personnes étant à même de les discerner là où elles existent véritablement.

Il est même bon, *dans tous les cas*, après s'être servi d'un *Dérivateur*, et, ne fût-ce que pour mettre ses pointes à l'abri de l'oxydation, de passer sur celles-ci la brosse encore imbibée d'huile, et ensuite de les plonger, pour les essuyer, dans un morceau de linge ou de flanelle.

J. BAUDOUIN.

Nota. — Le prix de notre instrument, dit *Dérivateur*, est de 50 francs, y compris sa boîte et ses accessoires.

Il est expédié en province ou à l'étranger contre mandats sur la poste ; et, dans ces expéditions, se trouve toujours compris un exemplaire de la présente brochure, dont les explications suffiront pour la majorité des cas.

Néanmoins et afin de faciliter les consultations par correspondance pour des cas imprévus ou spéciaux, nous avons attaché à notre cabinet un docteur expérimenté, praticien profond de la méthode.

J. B.

Pour toutes demandes d'instruments, consultations, etc. par correspondance, s'adresser directement et *franco* à M. J. BAUDOUIN, boulevard de Sébastopol, 77, à Paris.

Paris. — Imp. de Dubuisson et Ce, r. Coq-Héron, 5. (1358)

www.ingramcontent.com/pod-product-compliance
Ingram Content Group UK Ltd.
Pitfield, Milton Keynes, MK11 3LW, UK
UKHW021153230726
13926UKWH00001B/77